Contribution à l'Étude

des

Troubles Vésicaux

dans

L'Ataxie Locomotrice

MONTPELLIER
G. Firmin, Montane et Sicardi

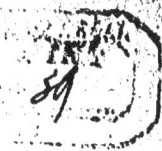

CONTRIBUTION A L'ÉTUDE

DES

TROUBLES VÉSICAUX

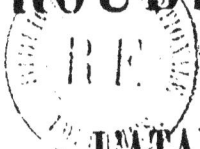

DANS

L'ATAXIE LOCOMOTRICE

PAR

Joseph BLANC

DOCTEUR EN MÉDECINE

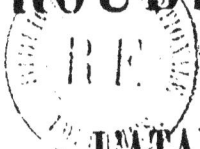

MONTPELLIER

IMPRIMERIE Gustave FIRMIN, MONTANE et SICARDI

Rue Ferdinand-Fabre et quai du Verdanson

1908

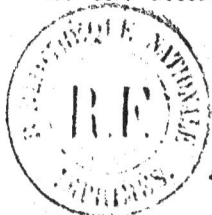

CONTRIBUTION A L'ÉTUDE

DES

TROUBLES VÉSICAUX

DANS

L'ATAXIE LOCOMOTRICE

INTRODUCTION

Ce nous est un devoir agréable à remplir que de remercier ici, sans exception, tous nos maîtres de la Faculté. Au moment de les quitter, nous sentons plus vivement encore combien nous furent utiles leurs leçons; qu'ils soient assurés de notre profond respect et de notre vive reconnaissance.

Tout particulièrement nous remercions Monsieur le professeur Carrieu pour le grand honneur qu'il nous fait en acceptant aujourd'hui la présidence de notre thèse. C'est à M. le Prof. Carrieu que revient d'ailleurs l'idée de ce travail. Nous nous rappellerons longtemps non sans émotion ce maître vénéré qui, par son enseignement journalier au lit du malade, nous a initié aux difficultés de la clinique. Nous associons dans la même gratitude Monsieur le Professeur Grasset, dont la compétence en maladies du système nerveux est universellement connue ; nous lui demanderons de juger notre travail avec sa bienveillance habituelle. Monsieur le Professeur agrégé Vires nous a toujours prodigué ses conseils, il a mis à notre disposition ses nombreux malades, et sa vaste érudition nous a indiqué les meilleurs travaux parus sur la question ; nous sommes heureux de le remercier publiquement. Nous n'oublions pas non plus Monsieur le Professeur agrégé Gaussel, le Dr Bousquet, chef de clinique et tous nos camarades et amis. A tous ceux qui nous ont témoigné de la sympathie, qui nous ont encouragé au cours de notre route, merci. Et confiant dans l'avenir, nous allons aborder la carrière médicale, emportant quelques regrets du passé.

Après avoir rempli ce devoir qui nous tenait à cœur, nous allons étudier les troubles vésicaux chez les ataxiques. Ces troubles sont cachés quelquefois par le malade, plus souvent il va consulter un spécialiste des voies urinaires, et ce dernier, après avoir constaté l'inutilité de ses divers traitements, en arrive à l'examiner plus complètement et à découvrir qu'il soigne un ataxique. Voici quel est le plan que nous avons suivi dans cette étude :

1. Historique.
2. Observations.
3. Etude analytique des troubles urinaires.
4. Evolution et valeur pronostique.
5. Valeur diagnostique.
6. Pathogénie.
7. Traitement.

CHAPITRE PREMIER

HISTORIQUE

Il y a 25 ans, les questions qui nous occupent aujour-
d'hui ont été étudiées avec beaucoup de détails par les
neurologistes d'un côté, les spécialistes des voies urinaires d'autre part; c'est dans la période qui va de 1880 à
1885 que nous avons trouvé les travaux les plus impor-
tants et les plus autorisés.

Duchêne de Boulogne, en 1859, décrit les principaux
symptômes du tabes et insiste peu sur les crises viscérales. C'est le professeur Charcot, qui en 1868, attire
l'attention sur ces divers troubles internes. Dubois,
Féréal, Petit, Raymond, décrivent les diverses crises
stomacales, laryngées. Tous les auteurs les répètent dans
leurs traités. Mais c'est Charcot qui, à la Salpétrière,
attire l'attention sur les irradiations des crises du côté
de rectum et de la vessie. Après lui, Guyon les étudie
dans ses leçons cliniques et établit la classe des faux
urinaires. Fournier leur fait une large part et place les
troubles de la miction en tête des symptômes prœataxi-
ques. Leur élève Geffrier en fait l'objet de sa thèse, et
le premier parle de l'ataxie vésicale. Féré en fait une
étude critique. M. le professeur Grasset les explique par
la parésie vésicale. Les troubles de la sensibilité sont

mieux étudiés par Pierre Marie et Raymond. Courtade et Guyon établissent la différence entre la motricité vésicale et celle du sphincter. Et, à la lumière de ces travaux si considérables et de ces recherches si consciencieuses, nous pourrons mieux étudier et mieux comprendre les troubles urinaires dans l'ataxie locomotrice.

CHAPITRE II

OBSERVATIONS

OBSERVATION PREMIÈRE

(Service du professeur Carrieu)

D... (Emile), gardien de la paix, entré à l'Hôpital Suburbain le 30 décembre 1907, salle Combal, n° 20.

Antécédents héréditaires et personnels. — Père et mère bien portants ; quatre frères ou sœurs, dont trois morts en bas âge, l'un de méningite, l'autre de tuberculose pulmonaire, le troisième de convulsions, et dont le quatrième est âgé de 21 ans et est une fille très nerveuse.

A 22 ans, syphilis contractée au régiment (chancre, plaques muqueuses, roséole) qui a été soignée pendant un an avec des pilules de Ricord et du sirop de Gibert. A 24 ans se marie; abortus au bout de trois mois de mariage; seconde grossesse, qui donne un enfant bien portant; troisième grossesse, de laquelle il naît une fillette qui succombe au bout de onze jours; quatrième grossesse, avec un garçon qui est âgé de 2 ans actuellement. N'a pas été incontinent pendant son enfance. Pas de blennorrhagie.

Examen du 30 décembre 1907. — Le malade nous raconte qu'il y a deux ans, en mars 1906, il a souffert de pesanteurs d'estomac, de digestions difficiles sans vomissements ni douleurs bien vives, d'une constipation opiniâtre et habituelle. Il fut traité pour gastro-entérite. *Dès cette époque, il s'est aperçu qu'il perdait quelques gouttes d'urine au moment ou, vers la fin d'une marche ; le besoin de la miction était si pressant qu'il ne pouvait arriver jusqu'à l'urinoir le plus proche. Le malade porte un urinal en caoutchouc.*

En janvier 1907, les troubles digestifs s'accentuent, les jambes deviennent plus faibles et la marche est plus fatigante. Alors apparaissent des douleurs violentes nocturnes qui, du cou du pied, remontent jusqu'à la racine de la cuisse et dans la région lombaire ; bien qu'elles soient assez fréquentes, le malade continue son service. En avril, tous ces phénomènes vont crescendo ; un matin, en se lavant la figure avec une serviette, notre malade perd l'équilibre. Le diagnostic de tabès est porté par un médecin, qui pratique aussitôt des injections de biiodure de mercure.

Le malade ne peut plus se tenir debout et, vers la fin d'avril, garde le lit, qu'il n'a pas encore pu quitter tout seul. *C'est d'avril en août que les troubles urinaires ont atteint leur maximum ; le malade perd continuellement, non pas goutte à goutte, mais à intervalles trè rapprochés ; le moindre mouvement des jambes, une pression légère sur l'abdomen, et même les vibrations produites par les cordes d'une mandoline suffisent pour faire échapper l'urine, qui s'écoule sans que le besoin se fasse sentir.*

Le malade arrive à Montpellier, et le docteur Euzière, appelé, pratique des injections d'huile grise. Le malade se frictionne avec de la pommade mercurielle pour se guérir plus tôt. *L'incontinence avait diminué quelques jours avant ce traitement, mais elle s'améliore beaucoup après.*

Le malade entre à l'Hôpital Suburbain le 30 décembre 1907, où nous l'examinons.

Sensibilité. — Le malade n'a pas actuellement de douleurs fulgurantes, qui le faisaient souffrir surtout dans les jambes et la colonne vertébrale ; il éprouve une sensation de constriction et de gêne thoracique. Il est sensible à la piqûre, au froid, au chaud ; i n'y a pas de retard dans la perception de ces sensations ; quelquefois il se plaint de fourmillements dans les jambes. Il présente le signe d'Abadie : le pincement très fort du cordon d'Achille, de même que les chocs violents sur le tibia sont indolores. Nous ne trouvons pas des zones d'anesthésie ou d'hyperesthésie.

Du côté des yeux, les pupilles sont égales, dilatées ; elles réagissent mal à la lumière et à l'accommodation ; les globes oculaires se déplacent dans tous les sens. L'ouïe, l'odorat, le goût, sont normaux.

Les réflexes tendineux rotulien et achilléen sont abolis, de même que le réflexe crémastérien.

Pas de troubles trophiques, ni fracture, ni arthrite, ni atrophie musculaire. Le malade a généralement maigri.

Motilité. — Le malade a perdu le sens de la position de ses membres, il lui arrive souvent de les perdre dans son lit pendant la nuit. Il présente de l'hypotonie musculaire très marquée. Il est incapable de se lever tout seul, se tient debout avec l'aide de deux infirmiers ; il marche en lançant la pointe du pied en dehors et puis en avant, il talonne. Si on lui ferme les yeux il chancèle aussitôt et tomberait si on ne le retenait pas. La force musculaire est très considérable dans les bras et dans les jambes, les mouvements sont désordonnés, et quand on fixe un but à faire atteindre par ses pieds, il y arrive en faisant beaucoup de zigzags.

Du côté de son appareil gastro-intestinal nous observons un bon appétit, de la pesanteur d'estomac après le repas, et une constipation très forte. Le malade nous déclare qu'il garde peu de temps les lavements.

L'appétit vénérien, après une période d'excitation, est bien diminué, le malade aurait fait des excès à l'époque de son mariage.

Les troubles urinaires se sont amendés. Notre malade n'a pas de besoin impérieux d'uriner, il sent passer son urine et ne souffre pas ; il est obligé cependant de pousser comme s'il allait à la selle, ce qui ne lui arrivait pas au début. Il ne perd pas le jour, mais la nuit porte toujours son urinal, perd de 300 à 500 cm³. Pendant le jour il urine 5 à 6 fois par intervalles de 2 heures. La quantité d'urines est de 1200, 1500, 1600 cm³. au plus. L'examen pratiqué plusieurs fois n'a donné ni albumine, ni sucre. Je trouve sur le registre spécial une moyenne de 16 gr. d'urée par litre, 0 gr. 50 de phosphates, 12 gr. de chlorures, 8 gr. 784 d'azote de l'urée, 20 gr. 032 d'azote total, et par conséquent 87 pour 100 comme rapport azoturique.

Du côté du cœur je constate un 2° bruit aortique un peu claqué, et un rythme rapide.

Du côté de l'appareil respiratoire je trouve un murmure vésiculaire légèrement diminué aux deux sommets.

Monsieur le professeur Carrieu ordonne des séances d'électricité, 3 fois par semaine, et l'on applique les courants galvaniques le long de la colonne vertébrale. Un masseur essaie de rééduquer les muscles.

29 janvier 1908. — Monsieur le docteur Bousquet, chef de clini-

que, pratique une ponction lombaire, il retire 12 cm³, d'un liquide sous tension et injecte 6 cm³, d'électro-mercurol. Pendant 3 jours le malade souffre horriblement : ce sont des douleurs fulgurantes qui se succèdent sans interruption ; il a des vertiges et des maux de tête ; la température monte à 38°.

1ᵉʳ février 1908. — Les douleurs ont cessé, et aujourd'hui le malade se plaint de sa constipation. Monsieur le Professeur ordonne

Poudre de cascara sagrada, 0 gr. 15 }
Poudre de belladone...... 0 gr. 01 } pour un cachet n° 1

4 février. On injecte dans le cul-de-sac épidural le contenu d'une solution

Chlorhydrate de cocaïne.	0,01
Chlorure de sodium.....	0,01
Acide phénique........	0,002
Eau stérilisée..........	6cm³

10 février. — Le malade peut garder ses urines pendant plus de 4 heures.

14 février. — Il est de plus en plus constipé depuis la ponction lombaire. On lui donne :

Crème de tartre........	
Poudre de séné........	
Soufre lavé à l'alcool....	aa. 10 grammes
Carbonate de magnésie.	
Sucre de lait..........	
Essence de menthe...........	V gouttes

Une cuillerée à bouche dans une infusion le soir

18 février. — Deuxième injection épidurale de cocaïne.

26 février. — Deuxième injection intra-rachidienne d'électro-mercurol. Les douleurs recommencent de plus fort dans les membres inférieurs : ce sont des élancements qui se succèdent sans interruption, ou des arrachements qui se produisent dans les os, surtout vers les genoux. Le jour suivant, elles laissent quelques intervalles. L'appétit est mauvais et l'incontinence devient plus fréquente.

2 mars. — Le malade peut rester 8 heures sans avoir besoin d'uriner. Il urine 3 fois le jour volontairement et perd pendant la nuit environ 200 grammes.

6 mars — Injection épidurale de cocaïne.

8 mars. — N'a pas uriné la nuit.

10 mars. — A recommencé à uriner la nuit.

11 mars. — Le malade recommence à pouvoir marcher en s'appuyant à la rampe de la terrasse, et il remarque que les jours où il fait de l'exercice il perd moins.

16 mars. — Injection épidurale de cocaïne.

25 mars. — Perd très peu d'urine, quelques cuillerées à soupe seulement.

30 mars. — Le malade marche le long de la rampe en se tenant avec une seule main.

OBSERVATION II

(Service de M. le professeur Vires.)

R... (Jean), 38 ans, pâtissier, à l'Hôpital général depuis 4 ans, salle Saint-Jacques, n° 2.

Antécédents personnels et héréditaires. — Père et mère en bonne santé. Vers l'âge d'un an, convulsions qui ont amené du strabisme de l'œil gauche. A 8 ans, fracture du bras gauche. A 17 ans, tumeur blanche du coude fistulisée et maintenant guérie. A 18 ans, fièvre typhoïde avec phénomènes méningés. A 19 ans, délire de persécution : interné pendant six mois. A 20 ans, après des rapprochements sexuels, végétations à la marge de l'anus. *A cette époque-là, le malade retient longtemps ses urines. Mais, vers l'âge de 26 ans, il éprouve des difficultés pour pisser.* M. le professeur Forgue constate une étroitesse du méat qu'il incise, il en résulte même une large brèche analogue à de l'hypospadias. Le malade ressent une légère amélioration, non complète puisque deux mois après, M. le professeur Lapeyre pratique l'uréthrotomie interne ; le passage des béniqués, nous dit le malade, occasionne un écoulement très douloureux qui cède au bout de quinze jours par le santal et les diurétiques. Il urine plus facilement.

Sept ans plus tard, en 1903, le malade ressent des douleurs fulgurantes dans les membres inférieurs, dans la région lombaire,
dans les fesses, l'anus, *la vessie et l'urèthre*. Ces douleurs durent
une demi-heure et viennent irrégulièrement une ou deux fois par
semaine. Il ressent particulièrement une douleur en jarretière qui
lui serre le mollet comme dans un étau. Le malade a vomi beaucoup, les jambes se sont souvent dérobées sous lui et il est tombé
plusieurs fois dans l'obscurité. Le malade souffre moins, marche
beaucoup mieux depuis ses nombreuses cures à Lamalou (9) et le
traitement mercuriel pendant 4 ans. Nous constatons actuellement à son examen :

Sensibilité. — Le malade a des douleurs fulgurantes de plus en
plus rares, il ne sent pas la piqûre et le pincement de la peau dans
la partie inférieure des jambes et dans les pieds, et plus haut nous
remontons, mieux sent le malade, cependant avec beaucoup de
retard dans la perception ; la sensibilité profonde est abolie, dans
la colonne lombaire nous constatons des zones douloureuses.

Du côté des yeux, je constate à gauche : de la paralysie du droit
externe, de la mydriase qui résiste à la pilocarpine ; l'examen ophtal-
moscopique nous fait voir de la pâleur de la pupille ; à droite, la
pupille accommode à la distance et non à la lumière. Le malade m'ac_
cuse de la surdité, et aussi de l'anosmie qui est revenue depuis que
M. le professeur Mouret a traité l'hypertrophie de la muqueuse des
cornets.

Les réflexes rotuliens, achilléens sont abolis. Pas de troubles trophiques.

Motilité. — Perte du sens stéréognoscopique. Hypotonie musculaire très marquée. Il marche sans faucher, le malade a été réédu-
qué par la méthode de Frenkel. Signe de Romberg très manifeste.
Force musculaire bien conservée.

Appareil gastro-intestinal. — Bon appétit. Va du corps plusieurs
fois par jour, toujours en diarrhée ; il ne peut garder aucun lavement.

Appareil urinaire. — Le malade urine 5 à 6 fois en 24 heures,
surtout quand il va du corps. La difficulté pour pisser remonte à
8 ans avant ses douleurs, c'est pour cela que les chirurgiens ont
fait deux opérations. Elle a continué après, et depuis les douleurs
fulgurantes elle s'est accrue. Actuellement, la meilleure position

pour uriner est de s'accroupir sur une cuvette, sans quoi, il doit forcer beaucoup plus quand il est debout. D'une main il serre le bout de sa verge à cause de son hypospadias, dit-il ; de l'autre, il s'appuie à un point quelconque ; en même temps il fait une profonde inspiration, tend sous l'effort tous ses organes abdominaux et parvient à émettre un premier jet. Il recommence aussitôt et, au bout de 3 ou 4 fois, il vide sa vessie. Il urine mieux quand il souffre moins et quand il marche mieux, surtout les jours où souffle le vent du Nord. Il lui arrive de perdre quelques gouttes dans sa chemise pendant le jour, jamais la nuit. Il sent passer l'urine dans son canal, moins bien qu'avant sa maladie.

OBSERVATION III

(Service de M. le professeur Vires)

R... (Isidore), marchand de bestiaux, 57 ans ; depuis 17 ans à l'Hôpital Général, salle Martin-Tisson, n° 18.

Antécédents personnels et héréditaires. — Rougeole. Paludisme. Blennorrhagie. Pas de syphilis avouée, a perdu les cheveux cependant ; a eu deux enfants qui se portent bien.

La maladie a débuté il y a 19 ans par des troubles laryngés ; la voix était rauque et bitonale ; puis se sont succédé des douleurs fulgurantes dans les membres inférieurs, de la diplopie, de la difficulté pour uriner et plus tard de l'ataxie.

A l'examen actuel nous constatons :

Sensibilité. — Les douleurs sont peu vives, mais fréquentes ; le malade sent bien la piqûre, le froid et le chaud ; la sensibilité profonde est abolie.

Du côté des yeux nous constatons une blépharoptose bilatérale, à droite de l'atrophie du nerf optique ; à gauche, une parésie du muscle droit externe et de la mydriase ; le signe d'Argyll-Robertson est difficile à constater.

Les réflexes rotuliens et achilléens sont abolis.

Le malade ne peut se tenir debout qu'aidé de béquilles et d'un infirmier, il fait à peine quelques pas. Malgré un amaigrissement général la force musculaire est assez bien conservée.

Il a bon appétit, n'a jamais vomi ni souffert de l'estomac, il garde ses lavements à peine quelques secondes.

Au début de la maladie il pouvait retenir longtemps son urine ; depuis sept à huit ans il sent le besoin impérieux d'uriner, soit le jour, soit la nuit, pendant laquelle il se lève au moins dix fois ; quelquefois il urine, d'autres fois il n'urine pas, d'autres fois il est obligé de pousser, il donne quatre à cinq coups de piston pour vider sa vessie et pour ce faire, stationne longtemps dans les urinoirs. Depuis peu de temps il ne sent plus passer l'urine et regarde sa verge pour voir s'il commence, s'il a fini, ou s'il est en train de pisser, il a donc de l'anesthésie uréthrale.

OBSERVATION IV

(Service du professeur Vires)

B.. (Marie), 52 ans, laveuse-repasseuse ; entrée dans le service du professeur Grasset le 28 juillet 1903, et à l'Hôpital général le 28 janvier 1904, salle Sainte-Marie, n° 9.

Antécédents personnels et héréditaires. — Mariée à 15 ans, a eu 8 enfants d'un mari qui l'a abandonnée après 12 années de mariage. Le premier a 38 ans, et est atteint actuellement d'une tumeur blanche ; les 7 autres sont tous morts de méningite pour la plupart, et à un âge d'autant plus avancé qu'ils ont été de plus en plus cadets. Très nerveuse. Nombreux rhumes.

La maladie a débuté, il y a 10 ans, par de l'incoordination des mouvements, de nombreuses chutes : puis ont suivi des douleurs fulgurantes, en ceinture, dans les membres inférieurs, les bras et les os du bassin. Elle commence le traitement électrique, et un médecin de la ville pratique la suspension. Pendant plus d'un mois, elle perd 3 ou 4 fois par jour une cuillerée d'urine. Cette incontinence a cessé complètement, cependant elle se renouvelle quand la malade tousse très fort.

A l'examen direct nous constatons que la malade est sensible au contact, à la chaleur; la perception en est bien retardée; la sensibilité profonde est intacte.

Depuis 3 mois elle a de l'amblyopie; l'acuité visuelle est diminuée. Signe d'Argyll-Robertson.

Les réflexes rotuliens, brachiaux sont abolis.

Atrophie musculaire, surtout marquée aux membres inférieurs. Arthrite du genou gauche, qui est survenue sans douleur et a disparu de même. Chute de presque toutes les dents.

Motilité. Signe de Romberg. La malade marche quand elle est aidée. Hypotonie musculaire. Beaucoup de force dans les bras et les jambes, qui peuvent faire rouler une machine à coudre.

Pas de crises gastriques. Constipation très forte depuis son jeune âge; elle va du corps tous les huit jours et garde un lavement à peine une minute.

Comme troubles urinaires, elle n'en a presque pas. Elle retient facilement tout un jour ou toute une nuit. Elle n'est incontinente que quand elle a des quintes de toux très fortes et elle s'enrhume très peu souvent.

La malade a été traitée par l'électricité, la suspension, les pointes de feu dans la région lombaire, sans qu'elle ait été améliorée.

OBSERVATION V

(Service du professeur Vires.)

B... (Olympe-Sophie), 57 ans, depuis 4 ans à l'Hôpital-Général, salle Sainte-Marie, n° 8.

Antécédents héréditaires et personnels. — Pleurésie à 5 ans; ictère plus tard; à 43 ans, fibrome extirpé par la voie vaginale; un an après rein mobile; à 56 ans, fièvre typhoïde. A eu deux filles mortes, la première à un an, la deuxième à huit mois; après, deux fausses couches; comme accidents syphilitiques, roséole et boutons dans la bouche.

La maladie a débuté il y a quinze ans par des douleurs fulgurantes dans les jambes et les bras, par des crises gastriques et des vomissements et, enfin, par des dérobements de jambes.

Nous constatons actuellement :

Sensibilité. — Anesthésie par plaques dans les membres inférieurs; hyperesthésie et même douleurs spontanées dans le flanc droit où se trouve son rein flottant; le pincement très fort du tendon d'Achille est bien toléré.

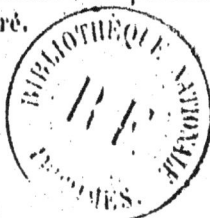

2

Du côté des yeux, myosis et inégalité papillaire ; il est difficile d'obtenir une réaction à la lumière et à l'accommodation. La malade devient de plus en plus sourde.

Les réflxes rotuliens et achilléens sont abolis.

La malade, soutenue, marche en fauchant et s'effondre aussitôt qu'on lui ferme les yeux. Hypotonie musculaire.

Elle est très constipée et ne peut garder ses lavements.

Elle urine 15 fois le jour et 7 à 8 fois la nuit et chaque fois émet peu d'urine. Il lui arrive quelquefois en urinant de sentir de la cuisson vers la fosse naviculaire. C'est surtout quand elle souffre des autres crises qu'elle sent un besoin impérieux ; tout son temps se passe à aller du lit sur le vase, sur lequel elle reste parfois une demi-heure ; si elle pisse quelques gouttes, elle se sent soulagée, parce qu'elle a dû pousser de toutes ses forces ; souvent elle n'urine pas.

En contraste avec ce ténesme vésical, elle sent ce même besoin qui est allé en croissant depuis dix ans ; et si elle ne le satisfait pas immédiatement, elle perd quelques gouttes dans sa chemise et alors ne souffre pas. Ces divers phénomènes sont très irréguliers dans leur succession.

Observation VI

(Service du professeur Vires)

S... (Marie Antoinette), 66 ans, artiste dramatique, entrée dans le service du professeur Grasset en 1891 et à l'Hôpital général en 1893, salle Louis Redier n° 21.

Antécédents héréditaires et personnels. — Rougeole. Fièvre typhoïde. Première grossesse à terme pendant laquelle elle est atteinte de rhumatisme blennorrhagique. Syphilis. Deuxième grossesse : accouchement prématuré d'une fille à 7 mois qui nécessite une délivrance artificielle, il en résulte une pelvipéritonite. Troisième grossesse avec hydramnios et fœtus mort. Métrite qui exige un curettage. Paludisme.

La malade a beaucoup souffert de ces diverses maladies; son tabès a commencé il y a 18 ans par une douleur en broche qui allait d'une tempe à l'autre ; en même temps ses oreilles coulaient, plus tard elle a souffert dans le front et à la racine du nez. Un an après entrent en scène les crises vésicales, crises très douloureuses qui durent un an, continuelles et intolérables, que la malade compare à la cuisson produite par une barre de feu rougie qu'on aurait promenée dans son urèthre : «Je ne pouvais aller sur le vase, nous dit-elle, je m'asseyai sur un drap de lit plié en 8 doubles, et me cramponnant des pieds et des mains je me mettais à pousser, et plus je forçais, plus je souffrais ; quand au bout de 5 minutes, j'étais parvenue à pisser quelques gouttes, j'étais soulagée immédiatement ; mais une minute après le besoin revenait plus cuisant, et ainsi, au milieu de souffrances atroces, je restai 24 heures et même davantage; j'avais un jour de repos, et je recommençai le lendemain ; seuls parmi tous les remèdes, le salol et le bicarbonate de soude me calmaient un peu. » A ce moment-là un chirurgien pratiqua une opération qui eut pour résultat de calmer ces phénomènes douloureux. Il est resté cependant le besoin impérieux d'uriner qu'elle doit satisfaire immédiatement, sinon elle perd; d'autres fois la miction est inconsciente, et soit le jour, soit la nuit elle s'aperçoit qu'elle est mouillée.

Après ces crises vésicales les douleurs fulgurantes se sont établies dans les membres inférieurs, dans les articulations spécialement; elle a perdu toutes ses dents.

Elle est très constipée et va du corps tous les 8 ou 15 jours ; elle garde ses lavements une demi-seconde. Appétit excellent.

Au point de vue nerveux, nous constatons la parfaite conservation de la sensibilité superficielle et profonde soit au tact, soit à la chaleur. Les pupilles sont également dilatées, en myosis, et présentent le phénomène d'Argyll-Robertson. Surdité. Les réflexes rotuliens sont abolis. La malade marche très bien en courant, elle craint l'obscurité et vacille quand elle a les yeux fermés.

Elle a été soumise à un traitement mercuriel intensif, a fait plusieurs cures à Balaruc, est en somme dans une bonne santé relative.

Observation VII

(Service du professeur Vires)

(Objet de la thèse du docteur Cauvy en 1899)

G... (Marie-Louise), 55 ans, brodeuse, entrée à l'Hôpital général depuis 15 ans.

Antécédents héréditaires et personnels. — Mère morte du choléra. Père nerveux. Sœur bien portante, deux frères morts en bas âge. Pas de syphilis. Fluxion de poitrine à 7 ans. Très émotive.

La malade raconte au docteur Cauvy qu'elle a éprouvé dès l'âge de quinze ans, dans la région abdominale gauche, des élancements qui ont duré 3 jours et ont été suivis de vomissements composés de matières vertes, gluantes, très amères. Pendant le mois qui suit, elle est gênée par des bouffées de chaleur, des quintes de toux et une salivation abondante. Le mois d'après, les mêmes phénomènes se reproduisent dans le même ordre, et ainsi de suite pendant 8 ans. Dans cet intervalle, elle n'a jamais été réglée, et le docteur Cauvy a pu lui faire dire que de très bonne heure elle s'était livrée à l'onanisme.

A 37 ans, brusquement en mangeant, elle se sent étouffer, elle vomit tout son repas *et en même temps perd de l'urine.* La même scène se reproduit à chaque repas : aussi la malade s'amaigrit très rapidement. Elle sent des douleurs fulgurantes dans tout son corps, particulièrement au creux de l'estomac.

A 39 ans, les jambes commencent à se dérober sous elle, la marche devient difficile. Une nuit, elle s'éveille en sursaut et ne sent plus ses jambes dans le lit : elle se lève et croit avoir du coton sous les pieds. La marche devient impossible et les crises gastriques sont plus fréquentes. Elle entre à l'hôpital.

6 ans plus tard, vers 45 ans, elle a ses premières attaques d'hystérie qu'elle attribue à de fréquentes disputes qu'elle a avec sa voisine de lit. La malade est changée : les crises continuent, mais plus espacées. Cette année-là se produisent successivement une arthrite coxo-fémorale gauche, puis deux pieds bots tabétiques sans aucune

douleur, toutes ses dents tombent aussi. Elle éprouve du ténesme
rectal

Ici s'arrête le docteur Cauvy. Pendant que nous suivions comme
stagiaire la clinique des vieillards, nous avons assisté à des crises
très impressionnantes. La malade couchée sur son lit en chien de
fusil, la tête tombant en dehors du lit, vomissait continuellement
de pleines cuvettes de mucosités et de glaires, elle criait incessam-
ment et aucun remède ne parvenait à calmer ses souffrances. Plus
tard, nous l'avons vue assise toute la journée sur un fauteuil garde-
robe ; elle sentait le besoin impérieux de déféquer, poussait de
toutes ses forces et son sphincter laissait passer une petite boulette
fécale, grise ou noire, et plus elle était molle, plus elle en souffrait.
Elle était soulagée pour un moment, mais les épreintes recommen-
çaient de plus belle ; elle a perdu par l'anus beaucoup de sang, de
pleins vases, nous dit la sœur du service.

A l'examen direct nous constatons :

Sensibilité. — La malade sent la piqûre, le froid, mais perçoit
avec du retard ; la sensibilité profonde est abolie ; souvent elle ressent des fourmillements et des engourdissements dans les pieds et
les orteils. La région ovarienne est très douloureuse à la pression.

La vue était bonne quand le docteur Cauvy l'examina, il constata
le signe d'Argyll-Robertson et une paralysie bilatérale du muscle
droit externe. Actuellement nous constatons une double cataracte
en évolution. La cornée est anesthésiée. Le réflexe rotulien est
aboli. Le réflexe de la peau de la région ovarienne est exagéré. Une
amyotrophie débutant par les extrémités digitales a creusé profon-
dément les espaces interosseux des membres supérieurs et inférieurs. Pieds bots tabétiques. Les deux mâchoires sont dégarnies
de dents.

Pendant ses crises gastriques intestinales, laryngées, elle se
mouille abondamment. En dehors de ces états, elle ne perd pas et
est obligée de pousser pour uriner ; elle vide sa vessie en 2 ou 3 jets.
Pendant le jour elle pisse un verre ; la nuit, elle se lève souvent et
chaque fois urine beaucoup au point de remplir un vase de 3 à
4 litres.

Elle est plutôt affalée qu'assise sur son fauteuil spécial. Le ténesme rectal fait son tourment dans la première partie de la journée.
Elle ne peut marcher, elle monte cependant sur son lit et en des-
cend facilement.

Observation VIII

Service du professeur Vires)

R... Marguerite, 38 ans, domestique, entrée le 1er juillet 1907 dans le service du professeur Carrieu, et le 1er mars 1908 à l'Hôpital général.

Antécédents héréditaires et personnels. — Très chétive pendant son jeune âge ; elle ne s'est pas mariée. Pas de syphilis. Très émotive. Intelligence peu développée

La malade nous raconte que depuis un an, les jambes se refusant à la porter, elle sent une douleur dans la région lombaire, et ressent beaucoup la fatigue dès qu'elle a recommencé à travailler, aussi s'est-elle alitée plusieurs fois, et maintenant elle est couchée depuis plus de six mois.

Sensibilité. — La région lombaire et sacrée, surtout au niveau des apophyses épineuses, la région dorsale et les fesses sont douloureuses spontanément et encore plus à la pression ; ces douleurs ne sont pas fulgurantes, mais elles sont continuelles. La malade est sensible à la piqûre et à la chaleur ; elle ne présente pas le signe d'Abadie.

Les pupilles sont égales, et réagissent mal à la lumière et à l'accommodation.

Les réflexes rotuliens sont abolis. Amaigrissement très marqué, chute des dents sans aucune douleur. Hypotonie musculaire. La malade ne peut pas se tenir debout seule ; elle meut ses jambes dans son lit avec assez d'habileté ; les mouvements sont incoordonnés.

Elle souffre souvent de l'estomac, n'a plus d'appétit. Elle ne peut garder ses lavements.

Au début de sa maladie, pendant une quinzaine de jours au moment de ses premières douleurs, elle a senti le besoin impérieux d'uriner, et si elle ne se mettait en devoir de le satisfaire, elle perdait quelques gouttes. Depuis elle a plutôt de la difficulté pour uriner, elle pousse et pisse seulement quelques centimètres cubes. La miction se fait en 2 ou 3 actes.

La malade a été traitée par les injections de sels de mercure et la galvanisation.

Observation IX

(Communiquée par mon ami B..., étudiant en médecine.)

S... (Jean), 49 ans, percepteur.

Antécédents héréditaires et personnels. — Pas de maladies. Syphilis ?

Le malade a senti, il y a 25 ans, de la raideur dans les jambes, des troubles gastriques et ensuite des douleurs fulgurantes. En même temps il a commencé à éprouver de fréquents besoins d'uriner qui, au début assez espacés, reviennent maintenant chaque quart d'heure ou chaque demi-heure.

Il pousse moins la nuit que le jour, pendant plus de dix minutes quelquefois, et souvent n'arrive qu'à émettre que quelques gouttes. D'autres fois il a des débâcles urinaires de un demi, trois quarts de litre. Et quelques minutes après ces efforts son pantalon est souvent mouillé par quelques gouttes.

Cette rétention et cette incontinence n'ont ni augmenté ni régressé ; cependant, la suspension, pratiquée d'après la méthode de Raymond, les ont supprimées pendant un mois ou deux. L'électricité et la cure à Lamalou n'ont pas donné de résultat.

Le malade est très constipé ; les matières fécales sont très dures, très grosses et rendues sans douleur.

Après une longue période d'excitation génitale, frigidité complète.

Actuellement, diplopie passagère, sensation d'une toile d'araignée devant les yeux. Abolition des réflexes rotuliens. Dérobement des jambes. Signe de Romberg.

CHAPITRE III

ETUDE ANALYTIQUE DES SYMPTOMES VÉSICAUX
CHEZ LES ATAXIQUES

Nous aurions pu avoir des observations plus nombreuses et inédites de tabès, mais quand nous les avons exa-
minées, au point de vue des troubles urinaires, elles sont
très laconiques et les citent à peine. Aussi nous nous
sommes fait un devoir d'interroger les malades, encore
nombreux, que nous avons trouvés dans les divers servi-
ces hospitaliers de Montpellier. Et chez tous nous avons
constaté la vérité de la formule de Geffrier : « Tous les ataxiques ont eu ou auront, à une époque de leur vie, des
troubles de la miction ». Geffrier admet une proportion de
80 0/0 après Topinard qui avait établi une statistique de
30 0/0. Pour nos neuf cas nous avons la proportion de
cent pour cent. Leur fréquence est donc très grande et les
auteurs de traités des maladies du système nerveux les
citent comme des symptômes habituels du tabès.

Ces troubles sont multiples, il est facile de s'en rendre
compte après la lecture de nos observations. Ils peuvent
se mettre en parallèle avec les autres symptômes tabétiques et se rangent dans le même ordre. Dans cette maladie viennent d'abord : des troubles de la sensibilité, de
l'hyperesthésie variable jusqu'aux douleurs fulgurantes

ou des anesthésies localisées ; puis, suivent généralement
des troubles moteurs, soit des phénomènes d'ordre para-
lytique, soit de l'incoordination motrice. Il en est de même
pour les voies urinaires où nous rencontrons d'un côté
des crises vésicales ou uréthrales, de l'anesthésie de la
vessie et de l'urèthre ; et de l'autre de la rétention et de
l'incontinence. Aussi étudierons-nous d'abord les troubles sensitifs et puis les troubles moteurs ; d'ailleurs ces
derniers nous semblent être en grande partie sous la dépendance des premiers.

TROUBLES DE LA SENSIBILITÉ VÉSICALE

Anesthésie. — La perte du besoin d'uriner peut être
isolée ou aller de pair avec l'anesthésie de l'urèthre. Je
n'ai pas trouvé chez mes malades ce que Fournier a constaté chez un de ses clients qui ne sentait pas le picotement qui indique ce besoin et qui urinait par raison, à
heures fixes. Cette cuisson était remplacée par une sensation de pesanteur, de tension abdominale. Cependant chez
notre premier malade le besoin n'est pas senti pendant la
nuit ; de même l'hystéro-tabétique (obs. VII), pendant les
crises laryngées, se mouille abondamment et ne s'en aperçoit qu'après. Donc la sensibilité vésicale peut se modifier
d'un moment à l'autre et cela semblera très naturel à
ceux qui connaissent la variabilité des plaques d'anesthésie chez les tabétiques.

L'anesthésie de l'urèthre est complète chez le malade
(obs. III), qui est obligé de regarder et, maintenant qu'il
n'y voit presque plus, de toucher sa verge pour voir s'il
commence ou s'il a fini de pisser. Il sent le besoin d'uri-

ner puisqu'il se lève plus de dix fois la nuit ; sa vessie a donc conservé une sensibilité spéciale.

Ce même malade nous déclare que peu à peu il n'a plus senti passer l'urine, de même celui de l'observation II a remarqué qu'il sentait moins bien qu'autrefois ; c'est donc une sorte d'hypoesthésie qui marche vers l'anesthésie.

Parmi les organes avoisinants, l'un d'eux, le rectum ou du moins le sphincter rectal, nous semble être aussi atteint d'anesthésie, car aucun de nos malades ne peut garder un lavement ; celui de l'observation IX émet sans douleur des matières fécales dures et très grosses et nous expliquons cette incontinence et cette facilité par la perte de la sensibilité musculaire du sphincter de l'anus.

Hypéresthésie. — C'est la sensation continuelle du besoin d'uriner. Fournier l'appelle cystalgie. Notre premier malade, pendant la période aiguë de son tabes, urine à tout moment et d'une façon irrésistible, le besoin doit être satisfait immédiatement, et il ne peut arriver jusqu'à l'urinoir le plus proche. Nous avons noté la coïncidence de ce besoin impérieux avec les crises gastriques (obs. V), avec les crises laryngées (obs. VII), avec la toux coqueluchoïde (obs. IV). Ce sont des crampes à intensité variable, qui précèdent habituellement la miction, sont calmées souvent par elle. Les malades nous comparent cette sensation à un chatouillement, à une cuisson, à une brûlure au niveau de la fosse naviculaire (obs. V.)

Crises vésicales. — Nous n'avons pas trouvé de crises uréthrales telles que les décrit Queudot à moins qu'il n'appelle sous ce nom ce que nous venons d'étudier comme hypéresthésie vésicale et uréthrale ; mais par contre la malade (obs. VI) nous a donné un beau tableau

de crises vésicales sur lesquelles Charcot a longuement insisté. Elles offrent tous les caractères des douleurs fulgurantes de l'ataxie : ce sont des douleurs lancinantes, téré-
brantes, qui arrachent des cris à la malade. Ces crises durent
un jour, et sont constituées par des accès composés eux-
mêmes d'une série de chocs douloureux; chaque accès
dure 5 minutes, et est séparé du suivant par un très
court intervalle. Elles s'irradient vers l'anus et la malade
ne peut s'asseoir que sur ses ischions. Cette malade n'a
pas eu d'hémorragies ; celle de l'observation VII a au
contraire des crises rectales très douloureuses, qui l'obli-
gent à passer sa journée sur un fauteuil garde-robe ; elle
a perdu beaucoup de sang, et d'après l'explication de
Strauss, le ténesme rectal produirait des déchirures.

TROUBLES DE LA MOTILITÉ VÉSICALE

L'ataxie locomotrice est certainement l'affection du
système nerveux qui offre les troubles les plus variés de
la miction.

Paralysie complète. — Nous n'avons pas rencontré
chez nos malades une paralysie complète de la vessie.
Cependant M. le professeur Jeanbrau nous a raconté
l'histoire d'un de ses clients qui depuis 2 jours ne pouvait
plus pisser, il pratiqua plusieurs fois le cathétérisme et
diagnostiqua un tabès.

Rétention partielle. — En général chez tous nos malades
nous avons affaire à des rétentions partielles, à des paré-
sies suivant l'expression du professeur Grasset. D'abord

ils doivent attendre plusieurs minutes avant d'obtenir les premières gouttes. Celui de l'observation II voudrait pouvoir pisser et ne peut satisfaire son besoin. il est même obligé de s'en aller pour recommencer un peu plus loin. Un autre (obs. III) fait de longues stations dans les urinoirs ; celle-ci (obs. IV) reste demi-heure sur le vase.

Ils prennent les positions les plus bizarres ; les uns urinent en allant à la selle ; la plupart préfèrent la position accroupie sur une cuvette ; il est difficile au malade (obs. II) d'uriner debout, à d'autres il faut la sensation de froid d'un vase.

Tous ces malades ne vident pas complètement leur vessie ; le malade (II) sent qu'il n'a pas fini ; quelque temps après ils recommencent et une pollakiurie de 15, 20, 30 fois dans les 24 heures, plutôt diurne, n'est pas rare. Les auteurs qui n'ont pas craint en pratiquant le cathétérisme de provoquer une cystite, ont trouvé une certaine quantité d'urine après la miction.

Six de nos malades sur neuf ont la *miction difficile*. Ils sont obligés de pousser beaucoup, surtout quand ils sont affectés d'autres crises. Le malade de l'observation II, pour remédier à la paresse de sa vessie, contracte sa paroi abdominale et suspend sa respiration. Malgré tous ces efforts, le jet est sans vigueur. Un caractère sur lequel a insisté Fournier, c'est la miction en plusieurs actes. Certains malades, après avoir fait de longs efforts, obtiennent un jet plus ou moins vigoureux ; mais tout à coup la miction s'arrête pour reprendre après de nouveaux efforts et ainsi de suite. Nous avons retrouvé ce type de miction dans les observations II, V, VI et IX. Un autre type a été décrit par Geffrier, qui le donne comme pathognomonique de l'ataxie locomotrice. Le malade sent le besoin d'uriner ; il se met en posture pour le satisfaire, pas de résultat ; au bout d'un temps plus ou moins long passé en efforts infructueux, il finit par y renoncer, referme son vêtement, et souvent il n'a pas fait deux pas qu'il sent l'urine s'écouler dans le pantalon ; il s'empresse de se présenter de nouveau à l'urinoir et parfois l'urine continue à s'écouler, ou bien, s'il cherche à faire effort pour bien vider la vessie, le jet d'urine s'arrête. Il semble donc que la volonté gène et contrarie la miction au lieu de l'aider. Nous n'avons pas trouvé chez nos malades ce symptôme si intéressant que Geffrier a appelé ataxie vésicale et que Féré a préféré désigner incoordination vésicale. Cependant, nous avons constaté des faits qui se rapprochent. La malade (observation V) va sur le vase et reste des demi-heures sans pouvoir uriner. Elle remonte sur le lit ; quelque temps après elle perd dans sa chemise. Un autre (observation II) sait qu'à certains moments de la journée il perd dans son pantalon ; quand il va à la selle il urine volontairement. Il y a donc un certain intervalle de temps entre les deux phénomènes : besoin impérieux et rétention d'un côté, incontinence de l'autre.

Incontinence. — Si la parésie de la vessie fait de la rétention, la parésie du sphincter fait de l'incontinence. Presque tous nos malades ont été ou sont incontinents à des degrés variables. Ainsi, notre premier malade a remarqué au début de sa maladie qu'il laissait échapper quelques gouttes d'urine dans son pantalon, surtout quand il avait longtemps marché. Plus souvent un petit filet d'urine s'échappe quand le besoin d'uriner a été quelque temps retenu ou pendant le sommeil (observation I, période avancée de la maladie) ou encore le matin au réveil, soit à l'occasion de la toux ou de la suspension. Cependant, une de nos malades nous a affirmé que toutes les femmes perdaient un peu quand elles avaient des quintes de toux.

L'incontinence prend souvent de plus fortes proportions. Ainsi notre premier malade n'a pas uriné volontairement pendant six mois ; il perdait continuellement sous l'influence de la plus légère excitation. Nous croyons que cette incontinence tient à une rétention et qu'elle a lieu par regorgement. L'écoulement goutte à goutte dans une vessie vide doit être un fait rare.

La malade VII nous fait assister à de vraies débàcles urinaires et, à l'inverse des autres qui urinent peu et souvent, elle remplit de pleins vases. Les uns sont incontinents la nuit surtout : c'est la miction inconsciente ; les autres le jour et la nuit : c'est la miction involontaire.

Après avoir passé en revue les divers troubles vésicaux ou d'excrétion, nous dirons quelques mots sur les troubles de sécrétion que nous avons observés. La quantité d'urine émise par les ataxiques est en moyenne de 1.500 gr. Chez la malade (obs. VII) nous avons observé 3 litres; cette polyurie est passagère. Pas d'albumine, ni de glycose, ni de phosphaturie ; le rapport azoturique est normal.

CHAPITRE IV

EVOLUTION ET VALEUR PRONOSTIQUE

Les troubles des voies urinaires dans l'ataxie locomotrice peuvent apparaître dès le début : notre premier malade a commencé à perdre quelques gouttes avant d'avoir des douleurs. Notre deuxième a eu des difficultés pour uriner sept ans avant les premiers phénomènes. Notre sixième a eu au début des crises vésicales. Le plus souvent, ils s'installent graduellement, progressivement ; quelquefois brusquement, et le malade se réveille avec une rétention complète. Il en est de même des autres manifestations de l'ataxie.

Pour les troubles de la sensibilité on voit se succéder le besoin pressant d'uriner, puis l'hypesthésie, puis l'anesthésie (obs. III). Les crises vésicales ont régressé peu à peu. Pour les trouble s de motilité, nous notons au début de l'incontinence, après de la rétention (obs. Iʳᵉ) ; mais, chez la plupart, une miction difficile, puis de la rétention et après de l'incontinence. Il y a donc inversion dans la succession des phénomènes ; les troubles moteurs se combinent aussi aux troubles sensitifs, et chaque malade présente un tableau spécial.

Les troubles vésicaux ne sont donc pas toujours le premier phénomène du tabès ; ils sont précédés souvent par les douleurs fulgurantes, les crises gastriques, laryngées, les troubles trophiques, mais ils surviennent avant l'incoordination des mouvements, et à peu près toutes nos observations aboutissent à la conclusion de Fournier : « Il est habituel que les troubles divers des fonctions vési- cales prennent place à la période préataxique du tabès. »

Le fait usuel est que les troubles de ce genre, une fois entrés en scène, s'aggravent, se compliquent, et même, sous une forme ou sous une autre, deviennent permanents, définitifs.

Cette règle comporte des exceptions. Ainsi nous avons noté la disparition des crises vésicales (obs. VI), de l'in- continence (obs. IV); le plus souvent ces améliorations sont passagères et dues à un traitement approprié (obs. Iᵉ, IX). Ce n'est pas d'une façon intégrale, absolue que ces divers troubles disparaissent ; ils s'amoindrissent comme importance au point que les malades peuvent s'en croire à peu près délivrés; en réalité, ils laissent presque toujours la vessie affectée d'une façon ou d'une autre et à un degré quelconque.

Une des complications les plus graves, c'est la cystite ; je ne dirai pas qu'elle est fréquente, je ne l'ai pas cons- tatée chez mes malades. Cependant Geffrier cite 7 cas sur 41. Les auteurs mettent en garde contre le cathétérisme pratiqué d'une façon septique et trop souvent. La vessie se vide mal, souvent elle est ulcérée et le tabétique est sujet à toutes sortes de troubles trophiques. Le besoin d'uriner est plus impérieux, la miction est fréquente et douloureuse, les urines sont troubles, purulentes et ammo- niacales. On ne pourra confondre avec la cystalgie qui n'est douloureuse que par intervalles et dont les urines sont claires. La cystite a peu de tendance à la guérison.

La valeur pronostique des troubles urinaires dans le tabès est donc très variable. D'autre part, l'inflammation de la vessie peut gagner le rein par la voie uréthrale et causer la mort. De plus, ces crises occasionnent des douleurs intolérables et plus d'un malade porte atteinte à ses jours. L'incontinence est aussi une véritable infirmité qui le rejette en dehors de la société, et qu'on peut amoindrir en achetant un urinal en caoutchouc. Le plus souvent c'est dans les hôpitaux qu'échouent ces incurables lorsqu'ils ne sont pas favorisés des dons de la fortune.

CHAPITRE V

VALEUR DIAGNOSTIQUE

Geffrier a ainsi posé la question : « Y a-t-il donc moyen de diagnostiquer l'ataxie locomotrice alors que les symptômes urinaires sont les seuls dont se plaigne le malade ? » Geffrier répond : « le plus souvent oui », Ferré dit : « non ». Nous reconnaissons que la question posée ainsi répond à peu de cas cliniques, que les troubles urinaires sont le plus souvent associés aux douleurs fulgurantes ou à des troubles trophiques. Avant de nous faire une opinion à ce sujet, nous allons étudier dans quelles maladies se retrouve chacun de ces symptômes, pour cela nous n'avons qu'à résumer la description détaillée qu'en a faite Guyon dans ses Leçons cliniques sur les maladies des voies urinaires.

Et d'abord la perte du besoin d'uriner, la *miction rare*, comme l'appelle Guyon, est constituée par le défaut de réaction du muscle vésical à la distension. On l'a constatée dans les myélites par compression, dans l'hystérie, dans la neurasthénie. Elle peut être la conséquence d'une habitude et acquiert une valeur séméiologique lorsqu'elle s'accompagne de la perte de ce picotement qui amorce le réflexe de la miction.

Le besoin incessant d'uriner, la *miction impérieuse* de Guyon s'observe : 1° dans les états douloureux de la vessie, dans toutes les variétés de cystites, dans les prostatites. Les vessies enflammées ne supportent qu'un faible degré de tension, et contre les contractions vives que provoque l'accumulation de l'urine, les sphincters sont impuissants, d'où par suite l'échappement involontaire d'urine, et si le malade n'obéit pas à temps à la sommation, ce qui lui arrive pendant le sommeil, il se mouille.

2° Dans la réplétion rapide du réservoir vésical : ce sont les dyspeptiques et les névropathes qui ont de la polyurie.

3° Dans les excitations vives et répétées de la muqueuse provoquées par le contact d'un calcul.

4° Dans certains états nerveux : tabès.

La miction douloureuse qui est souvent accusée par les malades des voies urinaires n'existe pas dans le tabès de la même façon que dans les maladies de la vessie avec lésions anatomiques. Chez ces dernières l'irradiation se fait soit du côté des reins, soit du côté de la verge. Quand la douleur précède la miction, nous avons affaire à une sensibilité vésicale exagérée, soit par la nature du malade, soit par une inflammation du col, de la vessie ou de la prostate ; quand la douleur survient pendant et donne la sensation de brûlure, nous penserons à une blennorrhagie postérieure ; si elle se produit à la fin, nous aurons affaire à un calcul ou même à une cystite tuberculeuse.

L'influence de l'étroitesse du méat au point de vue de la production de ces spasmes a été acceptée par beaucoup de chirurgiens. Notre malade de l'observation 11 a subi la méatotomie, et après l'uréthrotomie interne, il a été peu amélioré. Guyon s'élève contre cette opinion : « Ce ténesme vésical indique plutôt une vessie irritable » ; il peut se rencontrer dans le nervosisme aigu ou chronique, dans la neurasthénie et souvent dans le tabès. Guyon fait de ces malades une grande classe : les impressionnables :

ils souffrent au début, à la fin, pendant la miction; et toutes les contractions sont douloureuses; ils souffrent même dans l'intervalle de la miction.

Les crises vésicales se rencontrent dans le cancer de la vessie, dans la calculose des arthritiques, mais ce n'est pas le tableau des ataxiques dont les crises sont irrégulières et se composent d'accès distincts, l'irradiation douloureuse se fait vers l'anus habituellement.

La miction fréquente est une conséquence du besoin incessant d'uriner. Guyon, après avoir rappelé l'association de ce symptôme avec la dyspepsie, divise en deux catégories les pollakiuriques : ceux qui ont une lésion des voies urinaires, et d'autres qu'il appelle les faux urinaires. « Nous venons, dit-il, de désigner à votre attention toute cette classe si nombreuse, qu'on ne saurait ranger parmi les bien portants, qu'il convient moins encore de compter parmi les malades, qui se plaignent toujours et souffrent quelquefois, que vous ne pourrez que difficilement améliorer, que vous ne guérirez pas et que vous ne verrez d'ailleurs pas succomber, car ils sont atteints de cette maladie dont on ne guérit pas plus qu'on n'en meurt : de l'hypocondrie.... Il convient aussi d'être averti que ces malades ne sont pas pour cela indemnes d'autres modifications pathologiques.... A côté des névropathes de toute classe, se placent un certain nombre de sujets atteints d'affections médullaires, et c'est en réalité à la pathologie nerveuse qu'appartiennent tous ces malades, et ils ne se rattachent à la pathologie urinaire que par quelques symptômes fonctionnels. » Sans avoir une grosse importance séméiologique, la fréquence, surtout diurne, mérite d'être notée.

La miction difficile peut être soit lente, soit retardée. La lenteur est due à un amoindrissement de la contractilité vésicale; le retard, à une résistance anormale du col vésical ou de l'urèthre; nous trouverons donc le retard surtout dans l'hypertrophie de la prostate et le rétrécissement de l'urèthre, mais aussi dans la neurasthénie. Les malheureux porteurs de cette maladie sont obligés d'attendre après avoir senti le besoin que la miction veuille commencer.

Nous avons à l'esprit un malade de la salle Combal, no 30, qui nous a raconté qu'il était obligé de rester seul pour pouvoir uriner et qu'il était gêné par ses voisins; il avait cette infirmité que sir James Pagett a appelé le bégaiement urinaire. De plus, quand il avait commencé à verser de l'urine, il s'arrêtait tout d'un coup, recommençait au bout de deux minutes et plusieurs fois ainsi de suite, de sorte qu'il restait un quart d'heure pour vider sa vessie. C'est bien la miction en plusieurs actes que Fournier a rencontrée chez les tabétiques. On l'avait sondé et le nº 16 de la filière Charrière passait fort bien. L'effort est souvent aussi considérable chez ces malades que chez les rétrécis de l'urèthre. Nous avons noté dans nos observations que tous les ataxiques recherchent la position accroupie; les neurasthéniques, qui ont peu de contractilité vésicale, se tiennent debout au contraire.

La *miction impossible* constitue la rétention complète, plus souvent la rétention est incomplète; on rencontre chez les prostatiques et les rétrécis ces deux formes; plus fréquemment elles sont la conséquence d'affections médicales. A la suite d'une hémiplégie ou d'une affection cérébrale, après une fracture ou une luxation du rachis, après une paraplégie due à un mal de Pott, chez des typhiques ou des péritonitiques, chez les laparotomisés, les internes des hôpitaux se préoccupent beaucoup du fonctionnement de la vessie. Ils doivent songer aussi que la rétention sur

vient dans l'hystérotraumatisme, la neurasthénie et surtout dans l'ataxie. L'élément spasmodique joue ici un grand
rôle et ne se combine pas avec l'élément inflammatoire ou
congestif ; il faut accuser l'exagération de la sensibilité de
la région membraneuse ou le spasme des sphincters. Nous
chercherons à faire ce diagnostic quand nous n'aurons
pas trouvé de rétrécissement de l'urèthre, ou une prosta-
tite, ou une origine traumatique, ou une cause méca-
nique.

En étudiant l'*incontinence*, nous laissons de côté les
affections où il y a une lésion matérielle des voies urinaires. Une variété fréquente est l'incontinence par regorgement qui se produit à la suite d'une distension extrême de
la vessie, d'une rétention ; par conséquent, l'urine s'écoule
goutte à goutte. Une autre variété : c'est l'incontinence
absolue ; la vessie se vide au fur et à mesure qu'elle reçoit
des deux reins. Cette forme se rencontre à la suite des
myélites aiguës ou des compressions exercées sur la moelle
lombaire, près de la queue de cheval.

La *miction inconsciente* est une forme atténuée de l'incontinence vraie : chez les apoplectiques, les déments, les
idiots, les comateux, toutes les fonctions s'accomplissent
en dehors du sujet. La miction se fait sans eux, est régu-
lière et est le résultat d'une contraction réflexe. D'autres
fois elle se produit plus fréquemment, les sphincters ne
pouvant résister qu'à une faible tension. Enfin, la miction
inconsciente peut être accidentelle et ne se présenter qu'à
des intervalles variables ou dans des circonstances déter-
minées : c'est ce que nous avons observé chez notre premier tabétique et ce qu'on voit aussi dans la paralysie
générale, l'épilepsie, l'hystérie, la neurasthénie.

La *miction involontaire* est une forme moins grave, elle

est diurne et nocturne, ou seulement nocturne ; causée par
la toux, l'effort.

Enfin l'incontinence *nocturne* est une variété des incontinences sans lésion matérielle ; on la rencontre
surtout chez les enfants. Ce symptôme trahit parfois des
accès nocturnes d'épilepsie; on a accusé la dentition, les
émotions de la journée, les rêves du sommeil. Un rôle
important revient à l'hérédité. Trousseau l'explique par
l'hyperexcitabilité des fibres musculaires de la vessie. Van
Lair au contraire par le relâchement du sphincter.

La combinaison de la rétention et de l'incontinence en
fait une espèce d'incoordination qu'on retrouve seulement
dans la paralysie générale et l'ataxie.

Si nous avons passé aussi longuement en revue les
différentes maladies où nous avons observé ces troubles
urinaires, c'est pour arriver à une conclusion différente
de celle de Geffrier. Il n'y a pas de symptômes pathogno-
moniques comme troubles urinaires dans le tabes : c'est
ce que nous avons entendu souvent dire à M. le professeur
Carrieu à propos d'autres maladies. L'incontinence accidentelle du début, l'incoordination vésicale, l'anesthésie
vésicale que Geffrier apporte comme preuves à l'appui de
son opinion sont fréquentes dans les névroses.

Ne peut-on pas arriver au diagnostic d'ataxie néan-
moins ? Nous éliminons d'abord toutes les maladies des
voies urinaires où existent des lésions anatomiques :
uréthrites, prostatites, cystites. D'un autre côté les commémoratifs nous expliqueront beaucoup de phénomènes.
Et alors en l'absence de toute affection avec lésion matérielle, nous penserons aux faux urinaires de Guyon.
Parmi eux nous nous servirons des associations sympto-
matiques. Si en même temps nous avons des crises, des
zones hystérogènes, de l'anesthésie de la cornée et du voile

du palais, nous diagnostiquerons soit rétention, soit incontinence chez un hystérique. Si nous constatons de la céphalée, de l'insomnie, de l'asthénie, de l'hypochondrie, nous aurons affaire à un neurasthénique; la phosphaturie sera un précieux élément de diagnostic différentiel, surtout quand on songe qu'il existe des neurasthéniques qui deviennent ataxiques comme l'a constaté Guyon, et que des ataxiques sont très enclins à faire de la neurasthénie. Nous distinguerons aussi de l'hystéro-traumatisme par les commémoratifs, la perte de la mémoire. Enfin nous nous rappellerons que ces troubles sont très fréquents dans l'ataxie locomotrice, maladie que nous avons souvent observée dans les milieux hospitaliers. Et de toute la classe des faux urinaires, il ne reste que les impressionnables qui sont rangés par les auteurs d'une façon très élastique. Nous nous aiderons aussi des autres phénomènes tabétiques, nous chercherons et donnerons une réelle interprétation à des troubles gastriques, nous interrogerons les réflexes et, pour découvrir l'incoordination motrice au début, nous emploierons les procédés de marche préconisés par Fournier.

Remarquons en terminant que les troubles urinaires n'existent pas dans le tabes familial ou maladie de Frie dreich.

CHAPITRE VI

PATHOGÉNIE

Il nous reste à expliquer comment cette sclérose des cordons postérieurs de la moelle, qui est la lésion caractéristique de l'ataxie locomotrice, produit des troubles urinaires. Pour mieux comprendre leur mécanisme, nous étudierons, en quelques lignes, d'abord la sensibilité et la motilité de la vessie normale, c'est-à-dire la physiologie de la miction.

La vessie, dit Paul Debbet, est un réservoir musculaire et muqueux dans lequel l'urine sécrétée d'une manière continue par les reins, s'accumule dans l'intervalle des mictions. Elle est enveloppée partiellement par le péritoine et l'aponévrose ombilico-prévésicale. La paroi musculaire est formée de fibres musculaires lisses qui se distinguent en trois couches superposées : une couche externe longitudinale, une couche moyenne circulaire et une couche profonde plexiforme. Le sphincter vésical est aussi composé de fibres musculaires lisses circulaires et indépendantes de celles de la vessie. La muqueuse tapisse la paroi interne, elle n'est pas très adhérente, en certains points on peut faire des plis ; et les colonnes vésicales sont expliquées par les plissements de la muqueuse. Un autre sphincter plus important est disposé autour de l'urèthre ; chez la femme il occupe la partie voisine de la

vessie, chez l'homme la région prostatique. Ce sphincter,
formé de fibres striées, double la moitié antérieure du
sphincter lisse dans ses deux tiers inférieurs ; plus bas,
il entoure complètement l'urèthre jusque dans sa por-
tion membraneuse ; et ici, enfin, nous retrouvons une
autre série de fibres circulaires qui peuvent fermer l'ori-
fice en cas de spasme de l'urèthre.

Les nerfs émanent pour l'urèthre prostatique du plexus
hypogastrique, pour l'urèthre membraneux du nerf hon-
teux interne.

. Pour les nerfs de la vessie, Guinard et Duprat distinguent :

1° Des branches spinales qui naissent au deuxième nerf
sacré.

2° Des branches hypogastriques qui vont au rectum
et à la vessie.

3° Des branches sympathiques sacro vésicales infé-
rieures.

4° Des branches sympathiques sacro-vésicales infé-
rieures.

5° Des branches vésico-différentielles.

Ces différents nerfs s'unissent en plexus et forment un
réseau sous-muqueux et un réseau intra-musculaire.

Courtade et Guyon, après des expériences sur des
chiens, établissent que chacune des couches musculaires
de la vessie a son innervation spéciale : ainsi l'acte de la
miction est sous l'intermédiaire presque exclusif des nerfs
venus de la moelle qui font contracter la couche musculaire longitudinale ; au contraire, les contractions de la
couche circulaire, surtout marquées au niveau du col,
sont soumises à l'influence du grand sympathique et favo-
risent l'occlusion. Ce n'est pas l'opinion de Budge qui
accorde aux nerfs hypogastriques des propriétés sensiti-

ves et aux nerfs sacrés des propriétés motrices ; ni de Giannuzi qui admet la motricité pour ces deux ordres de nerfs, plus importante pour les nerfs spinaux.

Le mécanisme de la miction est complexe et met en jeu un certain nombre de phénomènes réflexes. Nous connaissons les voies centrifuges motrices ; les voies sensitives centripètes, d'après Arthus, passent par les plexus hypogastrique et mésentérique, gagnent le tronc du sympathique abdominal, et arrivent à la moelle par les racines postérieures des nerfs lombaires et sacrés. Les centres qui président aux contractions réflexes sont localisés dans la région lombo-sacrée de la moelle épinière. Vulpian admet l'existence de deux centres superposés : l'un préside aux contractions du corps, l'autre à celles du col.

Les phénomènes sensitifs nous intéressent davantage puisque le tabès est une maladie des cordons postérieurs ; d'ailleurs la sensibilité tient sous sa dépendance la contractilité. Guyon a eu le mérite de faire la distinction entre la sensibilité au contact et la sensibilité à la distension. D'après Hache, la première est localisée dans la muqueuse, la seconde dans la tunique musculaire.

La sensibilité au contact est normalement très obtuse ; le contact de l'urine n'est pas perçu. On peut promener un cathéter sur toute la surface du corps de l'organe sans provoquer de douleur, mais si on le rapproche du col, la sensibilité se trahit par un cri douloureux. La vessie distingue le chaud du froid et est très sensible à l'action des solutions médicamenteuses.

La sensibilité à la distension est plus vive et se transforme rapidement en douleur quand ses avertissements ne sont pas écoutés : chacun a éprouvé plus ou moins le malaise que provoque la retenue exagérée de l'urine, et tous les médecins ont été témoins des angoisses poignantes qui accompagnent la rétention complète. C'est la seule qui entre en jeu dans le fonctionnement de l'organe. Il est plus naturel d'attribuer le besoin d'uriner à la dilatation du réservoir qui atteint sa limite physiologique, qu'à la sensibilité obtuse du col déjà baigné par l'urine. Cette distension est en rapport avec la musculature de la vessie et, à la suite d'une rétention incomplète chronique, la vessie peut arriver à contenir sans révolte plusieurs litres d'urine.

C'est donc la pression intravésicale qui amorce le réflexe de la miction. Il y a d'abord une sensation de tension dans le bas-ventre ; de légères contractions musculaires se produisent, le sphincter à fibres lisses se laisse forcer, quelques gouttes pénètrent dans l'origine de l'urèthre et leur contact avec la muqueuse uréthrale détermine le besoin d'uriner ; mais le sphincter strié de l'urèthre, par une contraction énergique, les refoule dans la vessie. Il s'établit dès lors entre la musculature vésicale et le sphincter de l'urèthre une lutte dans laquelle ce dernier a tout d'abord l'avantage, mais finit par céder à la poussée de plus en plus énergique. Ce dernier phénomène se produit par une voie réflexe différente de celle de la contractilité de la vessie, et les centres sont différents. La volonté intervient le plus souvent pour provoquer le relâchement du sphincter strié, et même sans que se soit produit le besoin d'uriner, elle fait agir le diaphragme, les muscles du périnée et les muscles abdominaux, comme aussi elle peut arrêter la miction.

Après avoir étudié successivement la musculature, l'innervation, la sensibilité et la miction chez les sujets normaux, voyons ce que ces divers phénomènes doivent être chez les ataxiques.

Joseph-Dit-Orme a consacré sa thèse à l'incontinence

d'urine chez les myéliques, et il a trouvé comme cause principale la diminution de la capacité du réservoir vésical. Nous ne serions pas étonné que dans le tabès il existât aussi une atrophie de la vessie; nous avons retrouvé dans deux de nos observations de l'amyotrophie type Aran-Duchène, et tous nos malades sont généralement amaigris. Les troubles trophiques dans le tabès sont très nombreux d'ailleurs.

Et que deviennent les nerfs sensitifs? Pitres et Vaillard, qui les ont étudiés, constatent qu'ils sont souvent atteints d'altérations névritiques non douteuses; ces névrites débutent par les extrémités terminales des nerfs sur lesquels elles siègent. Elles causent surtout les plaques d'anesthésie ou d'analgésie cutanée, des troubles trophiques cutanés, des paralysies motrices, de l'atrophie musculaire, des arthropathies et des fractures et peut-être aussi des crises viscérales. La dégénération de ces nerfs, d'après Marie, serait consécutive à une lésion des cellules des ganglions spinaux ou des cellules ganglionnaires périphériques et de là gagnerait les cordons postérieurs de la moelle.

Et nous pouvons maintenant mieux comprendre la perte du besoin d'uriner qui est dû à l'anesthésie de la vessie, les cystalgies, les coliques vésicales qui sont le cri de douleur des tubes nerveux comprimés par du tissu de sclérose. Il nous est bien permis de comparer la sensibilité vésicale des ataxiques à la sensibilité des autres organes et appareils chez les mêmes malades. Chez beaucoup de nos malades nous constatons la perte de la sensibilité profonde. Grasset et Lacaze ont cité le cas d'une ataxique qui avait de l'anesthésie vaginale très marquée. Rien d'étonnant à ce que l'anesthésie succède à l'hyperesthésie, et que l'inconscience du besoin d'uriner succède

aux besoins impérieux et répétés : c'est le tableau de toute
névrite. Et comme intensité les névrites alcooliques va-
lent bien les coliques vésicales.

Les sensibilité muqueuse vésicale doit être donc très variable chez les ataxiques ; mais que devient la sensibilité
musculaire? La perte du sens musculaire est habituelle
dans le tabès, mais je crois qu'elle n'a été étudiée que pour
les muscles des membres ; nous pouvons bien en dire autant pour le sphincter strié de l'urèthre, mais pour le
sphincter lisse et les muscles de la vessie nous serons
moins affirmatifs.

Ces idées ne sont pas acceptées par tous les auteurs.
Ainsi Raymond, qui a étudié les troubles de la sensibilité
dans le tabès constate qu'ils sont polymorphes, dissociés,
qu'ils réalisent une topographie segmentaire, qu'ils ne
peuvent être expliqués par des lésions des nerfs périphériques, ni même par une simple compression des racines
postérieures, ils sont l'expression d'une lésion intraspi-
nale qui intéresse à la fois la substance blanche des cordons postérieurs et la substance grise centrale.

Pierre Marie, dans les Maladies de la moelle, a analysé
les mêmes sensations, a étudié successivement leur méta-
morphose, leur défaut de localisation, les anesthésies dis-
sociées, les rappels de sensations, la sommation des excitations, l'épuisement aux excitations, l'hyperesthésie et
l'anesthésie.

C'est en lisant ces quelques pages que nous avons cru
comprendre les divers troubles moteurs de la vessie.
Pierre Marie, il est vrai, i. les a étudiés que sur la peau ;
nous allons les appliquer à la sensibilité muqueuse et à
la sensibilité musculaire de la vessie.

La rétention complète est déterminée par la paralysie
des fibres propres de la vessie ou par le spasme des

sphincters. La rétention est plus souvent incomplète, elle est due à une parésie, d'après le professeur Grasset. Et nous croyons que cette parésie est due à une perte de la sensibilité musculaire ou du moins à son amoindrissement. Le malade sent moins le besoin d'uriner. La vessie se laisse distendre; le tonus musculaire est affaibli et alors les muscles abdominaux, le périnée et le diaphragme doivent intervenir. La miction devient plus difficile par suite de cette faiblesse musculaire.

Le spasme du sphincter est causé par l'hyperesthésie localisée sur le col de l'urèthre. Nous nous expliquons ainsi la sensation continuelle du besoin d'uriner. Que ce besoin devienne continuel, à intervalles plus rapprochés, et nous avons les coliques vésicales.

Mais qu'au contraire le sphincter soit anesthésié, qu'il ait perdu son sens musculaire en partie ou en totalité, qu'en même temps le muscle vésical soit pourvu de son énergie habituelle et alors nous assistons à l'incontinence. La volonté a aussi peu de prise sur ce sphincter strié que sur les muscles de ses jambes ; elle commande encore en partie, et c'est pourquoi nous ne voyons pas le goutte à goutte des myélites aiguës. Nous n'aurons pas de peine à comprendre la miction involontaire ; le besoin est senti, mais l'urine s'écoule malgré soi. De même pour la miction inconsciente, nous ne sentons plus le besoin d'uriner, car la pression intravésicale n'est plus aussi bien contrôlée par l'élasticité du muscle vésical.

Et cette succession de rétention et d'incontinence que Geffrier appelle incoordination vésicale nous en trouverons l'explication dans les variations de la sensibilité du sphincter. Pierre Marie a décrit l'épuisement de la sensibilité aux excitations ; la sensibilité s'émousse par la continuation d'une même excitation ; cet épuisement se fait par éclipses. Ainsi, le malade qui ne peut pisser à l'urinoir présente un spasme du sphincter, mais aussitôt qu'il referme son pantalon, ce même sphincter se relâche et ne sent plus le contact de l'urine qui mouille aussitôt les effets du malade.

Pour la miction en plusieurs actes, accusons le muscle vésical et le sphincter strié. La vessie se contracte énergiquement, aidée par le périnée et les muscles de l'abdomen. Le jet est fort; tout à coup, le sphincter se contracte sous l'influence d'une crampe douloureuse, et il y a un temps d'arrêt ; cette phase d'hyperesthésie dure quelque temps, puis cesse et le jet recommence.

Point n'est besoin d'expliquer, comme le fait Ribes, l'incontinence par la rétention et de prétendre que c'est une miction par regorgement. Nous n'affirmons pas que la vessie soit vide. Nous croyons plutôt que dans le tabes les plaques d'hyperesthésie et d'anesthésie, leurs variations successives donnent la clef de ces curieux phénomènes. Nous croyons aussi qu'ils sont produits par l'antagonisme du sphincter et de la vessie qui anatomiquement, physiologiquement et pathologiquement sont différents.

CHAPITRE VII

TRAITEMENT

Les troubles vésicaux n'attirent pas toujours l'attention du médecin, qui s'occupe plutôt de traiter les autres phénomènes tabétiques plus éclatants. Cependant, lorsqu'ils se présentent sous la forme de crises vésicales ou d'incontinence continuelle, on est bien obligé d'intervenir. Un premier fait dont il faut tenir compte, c'est que la vessie des ataxiques est un organe fort irritable et qu'il faut éviter par des cathétérismes répétés, même aseptiquement, de l'irriter davantage et de provoquer une cystite. Un second fait, c'est que ces troubles urinaires ont quelquefois de la tendance à régresser et qu'il est difficile de faire la part du traitement dans ces guérisons partielles. Un troisième fait que nous ont indiqué nos deux premiers malades, c'est qu'ils urinent mieux quand ils souffrent moins et qu'ils peuvent mieux marcher. Tous m'ont dit que pendant leur séjour à Lamalou, leurs troubles s'amoindrissaient. Aussi dans cette étude nous parlerons du traitement général et du traitement local.

Dans les médications étiologiques, parlons d'abord du traitement antisyphilitique. Sur 9 malades, deux en ont éprouvé du bien (II, VI) au point de pouvoir bien marcher, d'avoir moins de douleurs, et chez l'un d'entre eux de ne plus revoir des crises vésicales. Maurice Faure qui s'est occupé de cette question spécialement, puisqu'il exerce à Lamalou, a constaté que le traitement mercuriel est utile quand le tabétique présente des accidents nouveaux ou des symptômes déjà anciens, mais en voie de progression ; qu'il est inutile et généralement indifférent quand les symptômes sont fixes ; qu'il est nuisible quand le tabétique présente une infection ou une intoxication concomitante (Congrès français de Médecine, Paris 1907). Dans une discussion qui eut lieu le 14 février 1908, le même médecin estime que les troubles vésicaux sont les plus tenaces et les plus sérieux. Il répondait à Leredde qui a constaté leur amélioration à la suite d'un traitement mercuriel et des bains, et à Laussedat qui a observé des demi-guérisons par les bains carbo-gazeux de Royat.

Une forme sous laquelle M. le professeur Carrieu a utilisé le mercure, c'est l'injection intrarachidienne d'électro-mercurol. Pratiquées deux fois, à la dose de 6 cent. cubes, ces injections ont causé des douleurs violentes pendant deux ou trois jours et ont plutôt aggravé l'incontinence du premier malade.

Grasset, à qui nous empruntons les conclusions de sa longue étude sur le traitement du tabès, discute ensuite le traitement anti-arthritique (alcalins, iodure, arsenic, régime et hygiène). Il parle ensuite du traitement de l'état névro pathique (excès de toutes sortes).

Les agents thérapeutiques qui s'adressent aux lésions de sclérose médullaire seront d'abord tous les médicaments antiscléreux, la révulsion locale au moyen de pointes de feu, les courants galvaniques le long de la colonne vertébrale, et enfin la suspension. Celle-ci a été pratiquée chez deux de nos malades (IX, IV) ; chez l'un, elle a donné les meilleurs résultats pendant un ou deux

mois ; chez l'autre, elle a été la cause ou l'occasion de
l'apparition de troubles urinaires.

Comme symptômes principaux nous aurons à traiter
les douleurs fulgurantes par l'opium, l'antipyrine, la phé-
nacétine ; l'asthénie, par le sérum artificiel et les glycé-
rophosphates ; l'ataxie, par le massage et la rééducation
des muscles suivant la méthode de Frenkel ; les phénomènes névrosiques, par la suggestion et divers autres
moyens.

Quand nous aurons réussi à améliorer toute cette série
de manifestations morbides, nous aurons beaucoup fait
pour les troubles vésicaux.

Contre les crises vésicales, nous avons l'opium, le chlo-
ral en potion, le bromure de potassium. Chez la malade
(obs. VI), le santal et le bicarbonate de soude calmaient
les douleurs, et nous nous sommes demandé si l'infection
gonococcique du vagin n'avait pas envahi l'urèthre. D'ailleurs, une opération qui m'a semblé être une cautérisation
de l'urèthre par le nitrate d'argent a fait diminuer ces
crises.

Contre le besoin fréquent d'uriner, Tripier a donné des
lavements de 500 à 1.000 grammes d'eau très chaude.

Contre la rétention et l'incontinence, Ribes conseille le
cathétérisme pratiqué plusieurs fois par jour. Il prétend
que chez les ataxiques la vessie est toujours pleine et qu'il
faut supprimer la stagnation.

Nous avons déjà dit que cette incontinence par regorgement existait dans peu de cas. Et, de plus, il n'est pas
bon de soumettre la vessie à des manœuvres d'exploration.
Guyon nous avertit que c'est à nos dépens que nous inter-
viendrons chez de pareils sujets. La cystite est une com-
plication à redouter, elle devient rapidement très grave et,

malgré toute l'antisepsie vésicale, elle a occasionné des pyélo-néphrites et la mort.

Nous ne restons pas désarmés, et de Cérenville a préconisé l'ergotine; Rauzier, les pilules de belladone de Trousseau; Ballet, l'ergotine. Un traitement qui a été préconisé par Albarran et Cathelin dans ces dernières années et qui a laissé tous les autres dans le plus profond oubli, ce sont les injections épidurales de sérum, de cocaïne plus tard.

Notre premier malade a reçu à 15 jours d'intervalle 4 injections d'une solution qui contient pour 6 cm³ d'eau 0 gr. 01 de cocaïne, 0 gr. 01 de chlorure de sodium pour rendre la solution isotonique, et 0 gr. 002 à titre d'antiseptique. Le malade en a ressenti une légère amélioration au point de vue de son incontinence nocturne, et surtout dans le plus long intervalle des mictions diurnes.

Enfin il est un traitement qui est connu depuis Charcot, ce sont les eaux de Lamalou. « Les effets les plus sensibles, dit Privat, se produisent du côté des sphincters, de l'anus et de la vessie, avec retour assez fréquent de la force virile. » Maurice Faure estime que ces divers troubles sont améliorés par l'action des eaux qui agissent vraisemblablement sur les centres nerveux qui les commandent. Ménard, qui nous a écrit une lettre charmante à ce sujet, résume en trois propositions l'action des eaux de Lamalou : 1° arrêt du processus morbide ; 2° suppression des phénomènes douloureux ; 3° régularisation dans les fonctions urinaires.

CONCLUSIONS

1° Les troubles vésicaux sont des symptômes constants au cours de l'ataxie locomotrice.

2° Ils apparaissent à la période prœataxique du tabès.

3° Ils sont soit moteurs, soit sensitifs et très variables dans leurs formes.

4° On les retrouve dans plusieurs maladies du système nerveux, et aucun d'eux n'est pathognomonique du tabès ; l'association de ces troubles aux autres symptômes : douleurs, troubles trophiques, doit faire penser au tabès.

5° Ils sont graves et tenaces, régressent par exception.

6° Ils sont expliqués par les variations de la sensibilité musculaire ou muqueuse de la vessie et du sphincter de l'urèthre.

7° Leur traitement consiste à améliorer les autres manifestations du tabès, et à recourir spécialement aux injections épidurales et aux eaux de Lamalou.

BIBLIOGRAPHIE

1866. CHARCOT. — Leçons sur les maladies du système nerveux.

1879. VULPIAN. — Leçons sur les maladies du système nerveux.

1881. GUYON. — Leçons cliniques sur les maladies des voies urinaires.

1882. QUEUDOT. — Des crises douloureuses qui peuvent se montrer dans les voies urinaires au cours de l'ataxie. Thèse Paris.

FOURNIER. — L'ataxie locomotrice.

1884. GEFFRIER. — Etude sur les troubles de la miction dans les maladies du système nerveux. Thèse Pa: :.

FÉRÉ. — Revue critique des troubles urinaires dans les maladies du système nerveux.

1885. FOURNIER. — Période préataxique.

1890. GRASSET. — Le traitement du tabès (leçons cliniques).

GRASSET et RAUZIER. — Maladies du système nerveux.

1892. PIERRE MARIE. — Leçons cliniques sur les maladies de la moelle.

1896. COURTADE et GUYON. — Contribution à l'étude de l'innervation motrice de la vessie.

VIRES. — Diagnostic et traitement des maladies nerveuses.

RAYMOND. — Les troubles de la sensibilité objective du tabès (leçons cliniques).

1899. RIBES. — Pathogénie de l'incontinence d'urine chez les ataxiques. Thèse Lyon

POUSSON. — Incontinence d'urine. Thèse Paris.

1901. ALBARRAN et CATHELIN. — Traitement des incontinences d'urine par les injections épidurales. (Société de Biologie.)

1904. CANTORNET. — Incontinence d'urine et des matières fécales dans la syphilis héréditaire tardive. Thèse Paris.

— 55 —

Joseph-Dit-Orme. — Contribution à l'étude de l'incontinence d'urine et en particulier dans les lésions diffuses de la moelle. Thèse Lyon.

1905. Ingelrans, Thomas et Bing. — Examen anatomique d'un tabès à début sphinctérien.

1907. Maurice Faure. — Société de médecine de Paris.

SERMENT

En présence des Maîtres de cette Ecole, de mes chers condisciples, et devant l'effigie d'Hippocrate, je promets et je jure, au nom de l'Etre suprême, d'être fidèle aux lois de l'honneur et de la probité dans l'exercice de la Médecine. Je donnerai mes soins gratuits à l'indigent, et n'exigerai jamais un salaire au-dessus de mon travail. Admis dans l'intérieur des maisons, mes yeux ne verront pas ce qui s'y passe ; ma langue taira les secrets qui me seront confiés, et mon état ne servira pas à corrompre les mœurs ni à favoriser le crime. Respectueux et reconnaissant envers mes Maîtres, je rendrai à leurs enfants l'instruction que j'ai reçue de leurs pères.

Que les hommes m'accordent leur estime si je suis fidèle a mes promesses! Que je sois couvert d'opprobre et méprisé de mes confrères si j'y manque !

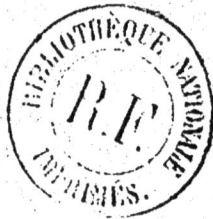

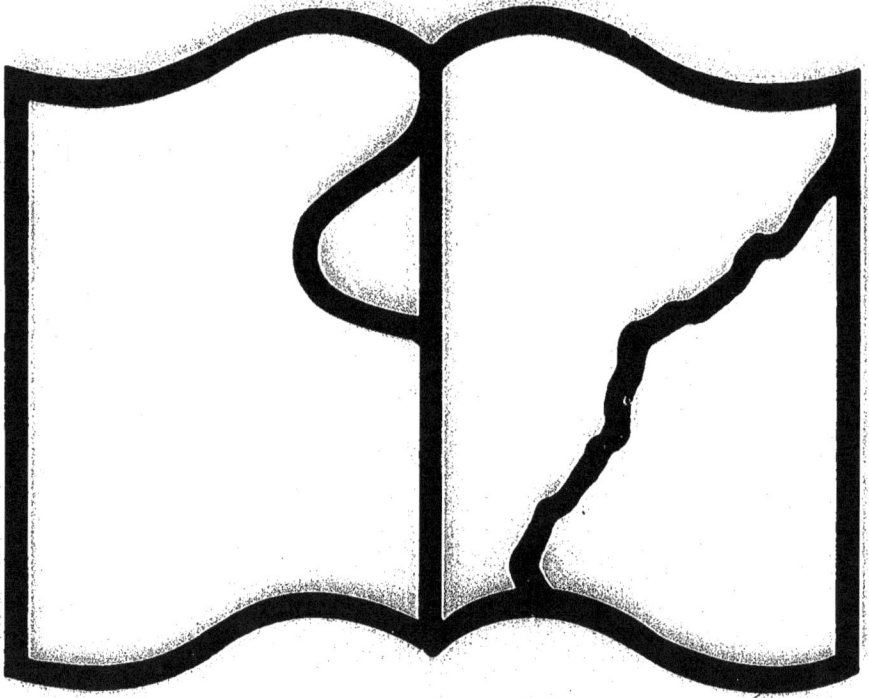

Texte détérioré — reliure défectueuse

NF Z 43-120-11

www.ingramcontent.com/pod-product-compliance
Lightning Source LLC
Chambersburg PA
CBHW050532210326
41520CB00012B/2543